Sédillot

T. 26
e
14

DE L'APPLICATION

DE LA

MÉTHODE ANAPLASTIQUE

AU TRAITEMENT DU CANCER.

MÉMOIRE PRÉSENTÉ A L'ACADÉMIE DES SCIENCES,

PAR

LE Dr C. SÉDILLOT,

CHIRURGIEN PRINCIPAL, PROFESSEUR DE CLINIQUE ET DE PATHOLOGIE EXTERNES A LA FACULTÉ DE MÉDECINE, CHIRURGIEN EN CHEF ET PREMIER PROFESSEUR DE L'HÔPITAL MILITAIRE D'INSTRUCTION DE STRASBOURG, VICE-PRÉSIDENT DE LA SOCIÉTÉ DE MÉDECINE, CHEVALIER DE LA LÉGION D'HONNEUR, ETC., ETC.

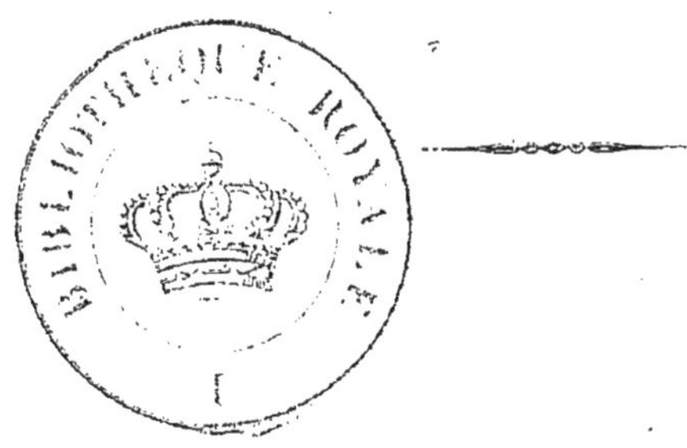

STRASBOURG,

IMPRIMERIE DE G. SILBERMANN, PLACE SAINT-THOMAS, 3.

1845.

DE L'APPLICATION

DE LA

MÉTHODE ANAPLASTIQUE

AU TRAITEMENT DU CANCER.

J'ai eu l'honneur de communiquer à l'Académie des sciences l'observation d'un cancer du genou, vainement combattu à sept reprises différentes par l'instrument tranchant et divers modes de cautérisation, et dont j'ai obtenu la guérison, en me servant d'un large lambeau anaplastique que j'ai emprunté aux téguments de la jambe et que j'ai mis en rapport avec la plaie résultant d'une dernière ablation du cancer.

Cette observation est peut-être sans analogue dans la science, par la certitude du diagnostic, le nombre des récidives, les circonstances particulières de l'opération et le mode de la guérison.

L'ingénieuse idée de M. Roux de Saint-Maximin, d'appliquer l'anaplastie à la cure des cancers, a déjà donné les résultats les plus favorables. M. Jobert de Lamballe a traité dernièrement de cette manière une tumeur cancéreuse du sein. M. Dieffenbach, dans son nouveau *Traité de médecine opératoire*, accorde également ses éloges à cette précieuse méthode qui nous paraît constituer une heureuse conquête de l'art.

Dans le cas qui nous occupe, l'amputation de la cuisse paraissait la seule indication. La malade venue de Bâle à Colmar et de cette ville à Strasbourg, était complétement résignée à supporter cette opération. Il n'y avait plus en effet à compter sur les procédés ordinaires d'extirpation déjà employés avec une grande énergie, car l'ulcère avait été cerné et enlevé fort au delà de ses limites, et cependant la récidive avait eu lieu. La pâte de Vienne, le chlorure de zinc, l'acide sulfurique anhydre incorporé au safran (caustique de RUF), recommandé par M. VELPEAU, le fer rouge, avaient échoué et n'étaient plus proposables.

La malade avait conservé ses forces et une assez grande liberté dans les mouvements de l'articulation fémoro-tibiale. Il était réellement cruel d'amputer la cuisse et d'affronter les chances toujours si dangereuses d'une pareille mutilation pour une lésion dont l'existence ne semblait nullement incompatible avec la vie.

L'anaplastie conjurait tous ces dangers. La vaste perte de substance résultant du cancer pouvait être comblée par des téguments complétement sains, dont la présence était susceptible de modifier la vitalité morbide des tissus en contact.

J'ai eu l'honneur, dans un précédent mémoire adressé à l'Académie, d'exposer quelques vues sur la texture intime du cancer. Des cellules présentant des caractères très-appréciables, constants, et jouissant d'une vitalité propre, en sont l'élément. Ce sont de véritables productions parasites dont on peut suivre les différentes phases. On les aperçoit facilement avec leurs formes sphériques régulières, leur transparence, les noyaux centraux qui y apparaissent et qui rompent la cellule-mère par leur évolution progressive. Nous avons donné des dessins représentant ces divers états ; le ramollissement et l'ulcère, phases successives du squirrhe, sont dus aux amas pulvérulents de ces cellules qui meurent et jouent alors le rôle de corps étrangers. Leur tendance organisatrice se révèle çà et là par un commencement de transformation en fibres, et explique les cicatrices partielles et incomplètes que l'on voit assez souvent se produire.

Mais cette tendance n'apparaît pas ou avorte dans la plus grande masse des cellules, et le cancer continue ses envahissements. A l'époque de la vie embryologique, nos tissus se constituent par des cellules primordiales portant en elles-mêmes les raisons de leur développement et de leurs transformations et donnant naissance aux différentes trames organiques. Ce mouvement créateur s'achève sous l'empire des lois générales qui président à la forme et à la structure des êtres, et si une nouvelle vitalité vient s'ajouter à la vitalité première, elle est un état irrégulier, morbide et sans but final. On comprend dès lors ces avortements incessants de toute forme et de toute organisation et la destruction de *substratum*.

Si les cellules cancéreuses existent sur un seul point de l'économie et qu'elles soient enlevées par le bistouri ou décomposées par un caustique ou la gangrène, elles peuvent ne plus se régénérer. On possède des exemples de ce genre, et ils font espérer la découverte d'un agent prophylactique, susceptible de saisir ces productions morbides à leur origine et d'en éteindre la source. Mais quand la cellule cancéreuse s'est répandue par continuité ou par les voies de l'absorption et de la circulation (quelques faits paraissent l'établir), le mal, devenu général, fait explosion sur certains organes plus particulièrement prédisposés et révélés par la pathologie, et toute opération devient inefficace et dangereuse.

Cette théorie embrasse d'une manière complète les mille phénomènes du cancer, et nous rend compte de l'heureuse influence de l'application de la méthode anaplastique au traitement de cette affection.

Les cancers se manifestent presque constamment à la suite de violences ou d'irritations locales, et s'il n'est pas possible de rapporter à ces causes extérieures l'origine même du mal, on ne saurait leur refuser d'en être la raison occasionnelle ; la prédisposition existait sans doute, mais elle eût pu ne jamais se manifester, si elle n'eût pas été rendue active et créatrice, et il est de toute évidence qu'une foule de prédispositions morbides restent fréquemment ignorées, et latentes pendant la vie entière, sans incompatibilité avec l'expression apparente de la santé.

L'état normal et l'état morbide représentent des forces opposées dont les degrés d'inégalité sont des plus variables. Il suffit souvent dans la pratique d'augmenter les forces régulières de la vie par une sage combinaison des agents de l'hygiène et de la thérapeutique pour faire disparaître des diathèses et des lésions partielles d'une incontestable gravité.

Les prédispositions pathologiques sont sujettes aux mêmes lois. Les annihiler et les éteindre est notre but, et nous trouvons les moyens de le remplir dans la tendance de tous les corps organisés à graviter vers une perfection primordiale ou typique.

On peut donc être assuré qu'il suffirait, dans une foule de cas, d'éviter toute action modificatrice morbide, pour prévenir l'apparition d'un cancer.

Si l'art est intervenu trop tard ou inutilement et que le cancer soit déclaré, deux indications prédominantes se présentent : 1° Détruire le mal là où il a fait explosion ; 2° empêcher qu'il n'envahisse d'autres points de l'économie et ne récidive.

Nos connaissances relatives à la nature des affections cancéreuses semblent démontrer qu'une fois les cellules constitutives formées, nous n'avons d'autre moyen d'arrêter leurs générations successives et leurs envahissements incessants que de les enlever avec les parties subjacentes au moyen du bistouri, ou de les détruire avec les caustiques. Plus l'opération sera rapprochée du moment de l'invasion, plus elle offrira de chances de succès.

Les traitements médicaux si pompeusement vantés à diverses époques et de nouveau préconisés de nos jours, ne paraissent pas avoir jamais guéri de véritables cancers. D'une utilité évidente pour combattre la prédisposition et la cause occasionnelle, pour ralentir les progrès du mal et en calmer les douleurs dans les cas désespérés, ils sont nuisibles quand le cancer est déclaré en raison de la fausse sécurité, des trompeuses espérances et des pertes de temps irrémédiables qu'ils entraînent. Une opération est la seule ressource à cette période, et l'état morbide réglera le choix de la méthode et des procédés chirurgicaux à employer. Il suffit que la récidive ne soit pas constante pour ne pas être une contre-indication absolue, et l'homme de l'art en apprécie l'imminence d'après l'étude des tissus envahis, l'étendue de la perte de substance, et les modes possibles et les conditions de la cicatrisation.

Le point de vue est ici celui de la prédisposition. Il avait fallu, pour la première apparition du cancer, une cause occasionnelle, mettant en jeu et douant d'une activité funeste une force jusque-là cachée. Cette cause occasionnelle, évidente déviation de l'état normal, se retrouvera-t-elle dans les parties atteintes par l'opération? Quelles seront à cet égard les probabilités de la guérison définitive ou des dangers à redouter? La théorie et l'expérience répondent à ces questions.

Après avoir fait disparaître le tissu morbide et les parties subjacentes, gangue primitive de la cellule cancéreuse, la cicatrice devra se produire entre des téguments sains, faciles à rapprocher, doués d'une suffisante épaisseur et mis à l'abri de toute tension, constriction et étranglement, conditions contraires à la guérison par l'entretien de foyers permanents d'irritation.

Personne n'ignore la difficulté d'obtenir la formation des cicatrices, quand une portion considérable de la peau a été détruite, et que de temps, de précautions et de soins exigent ces vastes productions de tissu inodulaire. Un pareil travail, à peine réalisable sous l'influence de la vitalité la plus énergique, est peu à espérer après l'ablation d'un cancer. Il y a trop de motifs de voir la prédisposition passer à l'état actif, et une récidive se manifester. Le traitement des plaies en offre des exemples multipliés. La cicatrisation, d'abord assez rapide, devient stationnaire, puis rétrograde, et l'ulcère cancéreux se reproduit. On trouvera dans l'observation dont nous rapporterons plus loin les détails, des preuves de ce genre, et il est évident qu'il faut ramener et maintenir les forces naturelles dans leurs voies les plus régulières et les plus faciles, si l'on veut les empêcher d'en dévier. Tout individu porteur d'un cancer est atteint par cela même d'une prédisposition à cette affection. La guérison, si elle a lieu, sera restreinte à la manifestation morbide, au mal revêtu de ses formes et de ses caractères spéciaux, et ne s'étendra nullement à la prédisposition elle-même, celle-ci persistera et restera démontrée par le fait du cancer précédemment apparu. Il ne nous est donc pas donné d'espérer ni de promettre des guérisons absolues et radicales, consistant dans la disparition des derniers vestiges de la prédisposition cancéreuse. Le mélange d'un sang plus pur par continuité de générations, et l'absence des influences déterminantes, peuvent seuls conduire à ce résultat. Notre intervention doit se réduire à annihiler les effets de la prédisposition, à en rendre le germe stérile, et, sous ce rapport, l'importance du rôle médical est immense au point de vue de l'individu.

Le danger des cicatrisations étendues, lentes à se former, difficiles à terminer, devient aussi évident que l'avantage des conditions opposées.

La méthode anaplastique n'est pas applicable si les téguments ne font pas défaut et si les parties conservées sont encore saines; autrement elle est d'une incontestable utilité:

Deux cas en réclament spécialement l'application :

1º Les tissus n'offrent pas une intégrité suffisante.

2º La perte de substance exige la formation d'une vaste cicatrice inodulaire.

Dans la première de ces suppositions, la présence des téguments parfaitement sains sert à annihiler la prédisposition cancéreuse dans les parties en contact, et il n'est pas sans intérêt de remarquer l'excessive rareté de la dégénérescence des plaies accidentelles ou entretenues artificiellement.

Les solutions de continuité pratiquées sur des organes sains ne doivent donc inspirer aucune crainte, et là n'est pas le danger.

L'anaplastie est d'une efficacité plus grande encore, dans les cas où la peau a subi une large déperdition de substance.

Par cette méthode on prévient la tension de la plaie, on recouvre de téguments des surfaces qui seraient restées longtemps suppurantes, on substitue une cicatrisation aisée et rapide à un travail de consolidation toujours long et imparfait, et on reproduit autant que faire se peut l'état intégral du plan primitif.

Trois ordres de phénomènes peuvent suivre l'emploi des lambeaux anaplastiques et mériteraient d'être étudiés dans leur influence sur l'issue ultérieure de l'opération. La cicatrisation est A primitive, B secondaire ou par suppuration, C tertiaire ou compliquée de gangrène. Les plus habiles chirurgiens tentent souvent des réunions immédiates après l'ablation des cancers. J'ai vu M. Roux obtenir ainsi de magnifiques succès. M. Velpeau agit souvent de même à la Charité; Dupuytren avait donné de semblables exemples, et cette conduite est adoptée par le plus grand nombre des chirurgiens.

Cependant, quelques hommes d'une autorité incontestable, parmi lesquels je citerai Boyer, croyaient que la suppuration prévient mieux les récidives. Le tissu inodulaire, se développant sur des surfaces aisées à rapprocher, ne subit aucun étranglement et jouit alors d'une contractilité très-marquée. Il s'épaissit, s'indure et constitue des plans fibreux, résistants, peu susceptibles de la dégénérescence cancéreuse.

La question n'est pas résolue, et les cons idérations héoriques dont on pourrait appuyer l'une et l'autre de ces doctrines, auraient besoin d'un contrôle expérimental qui manque encore. Je dois faire l'aveu de la même pénurie de faits probants, à l'égard des cicatrisations tertiaires dont la gangrène formerait une des phases. On possède des exemples de guérison de cancers par gangrène, et on avait même voulu utiliser cette observation en proposant d'inoculer la pourriture d'hôpital aux tumeurs dégénérées. Mais il nous faudrait savoir si la mortification de la face interne cellulo-graisseuse des lambeaux anaplastiques exerce ou non une influence avantageuse sur la non-reproduction de la maladie.

Chez notre malade, nous avions cherché avec le plus grand soin à obtenir une réunion immédiate, mais il y eut gangrène de la face interne de lambeau et mortification de l'un de ses bords; néanmoins la guérison fut parfaite, et c'est là un fait à enregistrer en attendant le moment où les conséquences en pourront être déduites.

Occupons-nous maintenant de la certitude du diagnostic, sans laquelle la science marchera éternellement ballottée entre des assertions contradictoires. Le dernier mémoire dont nous avons eu l'honneur de faire hommage à l'Académie, nous a servi à démontrer la nécessité de l'intervention du microscope dans le diagnostic des cancers.

Nous avons prouvé qu'une tumeur des lèvres, datant de plusieurs années, ulcérée, inégale, saignante au contact, donnant lieu à des douleurs lancinantes, récidivant après l'ablation, pouvait cependant ne pas être un cancer et se trouver entièrement constituée par une masse stratifiée de lamelles épidermiques, déterminée par une irritation chronique et superficielle du derme.

Toute observation de cancer supposé des lèvres, sans le contrôle du microscope, est donc devenue aujourd'hui incomplète et sans valeur. C'est un fait dont les chirurgiens devront désormais se préoccuper. Le pronostic, sous ce rapport, ne diffère pas moins que le traitement. S'il y a cancer, l'opération est indispensable et une prédisposition menaçante pèsera sur tout l'avenir du malade. Si le cancer n'existe pas, le danger n'est plus le même, et la guérison pourra souvent être assurée sans opération.

Nous avons fait l'application de ces principes, pendant le second semestre de l'année scolaire, à un assez grand nombre de malades reçus à notre clinique, et atteints d'affections réputées cancéreuses. L'intervention du microscope, soit avant, soit après nos opérations, a contribué à éclairer notre jugement, et nous a permis presque toujours de décider avec certitude de la véritable nature des lésions.

Dans le service des hommes nous eûmes à traiter :

1° Un cancer très-étendu de la région temporale gauche, opéré deux années auparavant.

2° Un cancer de la face, occupant les deux lèvres et une partie des joues.

5° Un cancer du rectum, compliqué de tumeurs carcinomateuses du foie.

Dans ces trois cas, dont le dernier se termina par la mort, aucune opération ne nous parut praticable, et nous pûmes constater la présence des cellules cancéreuses dont nous avons précédemment exposé les caractères distinctifs.

4° Un journalier envoyé à l'hôpital pour un cancer des lèvres, était simplement atteint d'une inflammation du derme avec accumulation des lames d'épithélium. Il guérit, et nous venons de rappeler son histoire.

5° Un cinquième malade portait, à la réunion du nez avec les joues, une tumeur supposée cancéreuse, du volume d'un œuf de poule. La paupière inférieure était soulevée, le nez dévié, et la narine correspondante semblait oblitérée. Le microscope montra, après l'ablation de cette tumeur dont la cicatrisation eut lieu en onze jours, qu'elle était de nature fibreuse. Nous remarquerons, à cette occasion, que contrairement à l'opinion de M. CRUVEILHIER et de plusieurs autres anatomo-pathologistes aussi distingués, mon honorable collègue, M. STOLTZ, croit les tumeurs fibreuses particulièrement sujettes à se transformer en cancer (voy. les comptes-rendus de la société de médecine de Strasbourg).

6° Un maçon, venu du département de la Meurthe, mourut à la clinique des progrès d'un vaste ulcère, siégeant à la région parotidienne gauche, et ayant détruit les téguments, la glande parotide, le nerf facial, le nerf pneumogastrique, la plupart des muscles styloïdiens, une portion du digastrique, des ptérygoïdiens et du sternomastoïdien. Tous les hommes de l'art avaient attribué cette affreuse perte de substance aux progrès d'un cancer, et cependant nous n'y découvrîmes pas les cellules caractéristiques, et à l'autopsie, nous ne rencontrâmes aucune autre altéraration organique, circonstance d'une très-grande valeur et digne d'être méditée. Pour nous, ce n'était pas un cancer, et nous possédons quelques exemples d'ulcères rongeants d'apparence semblable, mais à une période moins avancée, que nous sommes parvenus à guérir sans opération.

7° Un dernier malade, opéré d'une hydrocèle dans notre service, succomba quelques mois plus tard à des accidents gastriques, et les matières rejetées par le vomissement, renfermaient des cellules désagrégées d'un cancer de l'estomac, dont la composition a été parfaitement étudiée par M. le docteur Küss.

Le service des femmes nous offrit également plusieurs

cas d'un grand intérêt pour l'étude des affections cancéreuses.

Nous mentionnerons particulièrement :

8° Un cancer de col utérin auquel la malade succomba avant l'opération que nous nous proposions de lui pratiquer.

9° Une tumeur cellulo-graisseuse et fibro-calcaire du poids de dix kilogrammes, ayant son siége à la région fessière druite et datant de quarante ans, ayant subi un commencement de dégénérescence, fut opérée avec un plein succès.

10° Nous enlevâmes une tumeur ulcérée du sein et quelques ganglions axillaires volumineux à une femme dont la guérison s'acheva très-heureusement. La plaie avait suppuré et les ganglions et la tumeur étaient complétement formés d'une masse de cellules cancéreuses agglomérées.

11° Nous dûmes également extirper la totalité du sein droit, plusieurs ganglions axillaires et des tubercules sous-claviculaires chez une autre malade dont la guérison fut aussi obtenue par suppuration de la plaie.

12° Une troisième malade, dont le sein nous paraît cancéreux, est actuellement (1er septembre) à la clinique et n'a pas encore été opérée.

13° Enfin, le cancer de genou dont nous allons rapporter l'histoire, termine la série des affections réputées cancéreuses, observées pendant le deuxième semestre de la clinique.

Nous n'insisterons pas ici sur ces faits destinés à figurer dans le compte-rendu de notre service et dans la seconde partie de notre Mémoire sur la nature du cancer.

Ils nous ont servi, avec quelques autres observations

recueillies à l'hôpital militaire ou tirées de notre pratique particulière, à prouver l'importance des caractères révélés par le microscope, et nous avons hâte d'aborder et de résoudre une dernière objection.

On a demandé de quelle valeur serait la connaissance des cellules cancéreuses dans les cas de tumeurs profondes et inaccessibles à tout examen microscopique avant l'ablation.

Cette objection, si elle était fondée, ne s'appliquerait, en définitive, qu'à un certain nombre de cancers et prouverait seulement les difficultés et les bornes de la science. Il serait toujours d'un immense intérêt pour les malades de connaître, même après l'opération, la nature certaine de leur affection, et l'homme de l'art y puiserait également des indications utiles.

Ces remarques nous conduisent à dire un mot des indications opératoires. M. Roux a exposé à ce sujet, à l'académie de médecine, quelques règles dictées par sa profonde expérience.

M. Velpeau s'est livré, à la même occasion, aux plus savantes considérations, et il nous paraît démontré qu'en principe il vaut mieux enlever une tumeur actuellement bénigne que de laisser croître et se développer un véritable cancer.

C'est, au reste, une question trop vaste pour être étudiée incidemment, et nous nous contentons de la poser.

Rapportons maintenant l'observation que nous avons annoncée au commencement de ce travail. Je la transcris telle qu'elle a été rédigée par M. Benoit, notre aide de clinique.

Catherine Weiss, d'Altkirch, âgée de trente-cinq ans, entra à la clinique le 18 juin 1845 pour un cancer de la face interne et antérieure du genou droit datant de dix-huit mois.

Cette femme, d'une assez forte corpulence, et d'un tempérament lymphatico-sanguin, est brune, d'un teint coloré, et sa nutrition ne paraît pas altérée.

Dans une chute faite dix-huit mois auparavant sur le genou droit, le côté interne de l'articulation fut particulièrement contus. Point d'excoriations ni d'ecchymoses, douleur assez vive, apparition et persistance d'une petite dureté, sans changements de couleur à la peau; peu de sensibilité à la pression; augmentation rapide de la tumeur; douleurs bientôt lancinantes; inflammation des téguments, puis ulcération au travers de laquelle surgit une tumeur rougeâtre et fongueuse.

Au mois de janvier 1844, M. le professeur Mück, de Bâle, enlève la tumeur avec le bistouri, en ayant soin de conduire l'instrument au delà des limites du mal. Cicatrisation partielle. Persistance d'une petite ulcération d'où s'élève une nouvelle tumeur. Seconde opération trois mois plus tard. Au mois de juin de la même année, troisième opération, suivie au mois de novembre d'une quatrième ablation de la tumeur sans cesse renaissante, et application du cautère actuel. Six semaines plus tard, une petite portion de chairs suspectes fut encore enlevée, et la plaie cautérisée avec le fer rouge. A quelque distance de cette époque, on fit usage du chlorure de zinc, dont on fit trois applications en sept jours. La tumeur se reproduisit pour la septième fois.

C'est dans cet état que la malade, qui habitait Bâle, se dirigea sur Strasbourg et fut adressée à M. le professeur Sédillot, par M. Berdot, de Colmar.

On remarqua au genou droit, près du condyle interne du tibia, une tumeur du volume d'un œuf de poule, légèrement arrondie, à surface mamelonnée, recouverte d'une sorte de couenne noirâtre, insensible à la pression et à l'action des instruments, saignant peu si on la divise, mais ayant déjà été le siége d'hémorrhagies spontanées assez abondantes. Un peu de gonflement et de rougeur se remarquent au pourtour de la tumenr, qui offre 3 centimètres environ de saillie. Une cicatrice de 13 centimètres de longueur sur 9 centimètres de largeur, dans sa plus grande étendue, se continue de la face interne et postérieure du genou jusqu'au côté externe de l'épine du tibia. Elle est la suite des anciennes opérations qui ont été tentées, et représente les points dont la cicatrisation s'est achevée.

La malade se plaint d'élancements dans la tumeur et de douleurs qu'elle compare à des piqûres et à des traits de feu. L'ulcère exhale une odeur fétide. Les mouvements de genou sont assez libres et la marche, quoique gênée, est encore possible.

Le 28 juin, M. Sédillot applique sur la partie la plus saillante de la tumeur le caustique de Ruf, composé d'acide sulfurique anhydre et de safran pulvérisé, caustique dont M. Velpeau a rappelé, il y a peu de temps, l'efficacité.

L'escharre qui en résulte est sèche, noirâtre, très-dure ; elle a enlevé toute odeur, mais à sa chute, arrivée le 8 juillet, on s'aperçoit qu'elle a été peu profonde et que la tumeur a augmenté plutôt que diminué de volume. M. Sédillot se décide, après avoir pris l'avis de M. le professeur Marchal, de M. Joyeux, chef des cliniques, et de quelques autres confrères, à tenter une dernière fois l'extirpation de la tumeur, en recouvrant la plaie d'un large lambeau anaplastique emprunté aux téguments de la jambe.

Cette opération est pratiquée le 15 juillet, devant les élèves et en présence de MM. Marchal, Joyeux, Berdot de Colmar et d'autres médecins. Une première incision, pratiquée à quelque distance des points ulcérés, circonscrit, en conservant une partie de l'ancienne cicatrice, la totalité de la tumeur dont l'ablation est rapidement terminée, et comprend un des tendons de la patte d'oie, les tissus cellulaire et aponévrotique profonds, une partie de la masse fibreuse qui recouvre le condyle interne de tibia dont la surface paraît assez saine pour ne pas être ruginée.

Deux artéres donnant du sang, sont immédiatement liées.

La perte de substance qui est la suite de ce premier temps de l'opération, est légèrement ovalaire et offre 8 à 9 centimètres de diamètre

Dans un second temps, M. Sédillot taille, aux dépens du mollet et de la face interne de la jambe, un lambeau de 12 centimètres de hauteur sur 9 de largeur, lambeau dont le point de départ se continue avec le bord antérieur de la perte de substance, et dont le point de terminaison s'arrête en haut et en arrière, à 3 centimètres de distance du bord postérieur de la surface à combler, de manière à constituer un large pédicule suffisamment vasculaire.

Le lambeau étant disséqué avec le tissu cellulo-graisseux subjacent, M. Sédillot lui imprime un mouvement de demi-rotation en haut et en avant, et l'applique sur la plaie résultant de l'ablation du cancer.

Neuf points de suture entortillée servent à fixer le lambeau dont l'épaisseur surpasse celle de la cicatrice antérieurement, mais est parfaitement affronté au reste de la circonférence de la plaie. Le pédicule est à peine froncé, et des bandelettes agglutinatives contribuent à maintenir la fixité de la réunion et à rapprocher les bords de la large solution de continuité faite à la jambe.

La malade a perdu peu de sang et a supporté l'opération avec beaucoup d'énergie. Reportée dans son lit, le genou est soumis à une irrigation continue d'eau froide.

Le 16, eau froide bien supportée ; un peu de sommeil dans la nuit ; tête libre, apyrexie ; diète , limonade.

Le 17, sentiment de tension peu douloureux ; tête libre ; pouls sans fréquence ; sommeil de quelques heures ; soif ; langue belle.

Le 18, sentiment de brûlure que la malade distingue des douleurs lancinantes précédentes. On découvre le genou ; odeur fétide, écoulement d'un peu de sanie grisâtre au côté inférieur et interne du lambeau. La réunion immédiate ne s'est pas faite en avant, où l'on voit les bords de la plaie séparés dans l'intervalle des épingles. Trois points de suture sont enlevés dans cet endroit qui correspond à l'ancienne cicatrice. La pression fait écouler un peu de pus sanieux, avant et en arrière au-dessus du pédicule du lambeau. Sommeil de trois heures, léger appétit, langue belle , pouls non développé, tête libre.

Le 19, pus liquide et fétide sortant par pression ; point de gonflement ; on ôte les autres épingles, excepté les deux supérieures ; réunion des b rds du lambeau , bien maintenus supérieurement et inférieurement ; quelques élancements à la partie antérieure où l'on remarque de la rougeur. Une des épingles a produit une petite ulcération du tissu de l'ancienne cicatrice qui recouvrait la partie supérieure et antérieure du tibia ; point de selle depuis deux jours ; tête lourde , huile de riccins.

Le 20 , lambeau un peu rétracté en avant, soulevé dans quelques points par du pus qui a un meilleur aspect. La réunion se maintient en haut et en bas ; moins de rougeur à la partie antérieure ; l'ulcération se rétrécit ; le lambeau est notablement épaissi ; quelques élancements ; deux selles ; plusieurs évacuations alvines ; appétit ; apyrexie.

Le 21 , même état du lambeau ; on ôte les dernières épingles ; sommeil satisfaisant ; tête libre.

Le 22 , pus de bonne nature , soulevant le lambeau qui adhère en haut et en bas , reste chaud et présente en avant un liseret noirâtre ; la mortification s'étend dans les points traversés par les épingles. L'adhérence manque en haut et en arrière dans un intervalle de 3 centimètres , correspondant au pli supérieur interne du jarret, là où la tumeur avait offert la plus grande épaisseur et où un tendon avait été enlevé.

Le 24, la partie antérieure du lambeau se détache dans un cône de quelques millimètres ; sentiment de tension et de brûlure ; apyrexie.

Le 25, même état. On supprime les irrigations froides.

Le 27, la partie antérieure du lambeau s'est avirée par la chute de l'escharre. La malade dit s'être trouvée mieux de la suppression des irrigations. On maintient le lambeau en place par des bandelettes agglutinatives qui en opèrent le rapprochement. La plaie du mollet a toujours présenté un bel aspect, et se rétrécit très-rapidement.

Le 29, quelques gouttes de pus bien lié s'écoulent postérieurement. La cicatrisation de la surface laissée à découvert par la chute de l'escharre, s'opère régulièrement.

Le 1er août, pus bien lié ; le lambeau s'affaisse et paraît mieux adhérer. Même aspect satisfaisant.

Le 4, la pression ne fait plus sortir de pus. La malade ne se plaint d'aucune douleur vive. Point de gonflement ; la partie supérieure et postérieure n'est pas encore adhérente, mais elle est maintenue rapprochée par les bandelettes. Céphalalgie attribuée à une migraine habituelle ; inappétence, vomissement.

Le 5, tête libre ; retour de l'appétit ; apyrexie.

Le 8, pansement tous les deux jours, point de douleurs.

Le 12, rétrécissement successif de la portion de plaie antérieure ; fond rosé, plus d'enfoncement en arrière et en haut.

Appétit normal, ventre libre ; apyrexie ; aucune douleur.

La cicatrisation s'est régulièrement continuée, et, le 20, elle était achevée dans toute la circonférence des lambeaux, à l'exception d'un point très superficiel situé en avant, où une petite ulcération de 0,004 persistait encore.

Le 27, cette ulcération était fermée, le lambeau est souple, les mouvements du genou sont libres, la malade ne souffre pas et la plaie de la jambe sera cicatrisée dans quelques jours.

Le 1er septembre, la plaie de la jambe est complétement fermée.

Nous compléterons cette observation par l'étude des caractères microscopiques de la tumeur.

Nous devons la note suivante et le dessin qui y est joint, à M. le docteur Küss, professeur agrégé de la faculté, qui a bien voulu s'en occuper sur ma demande.

Examen microscopique d'une tumeur cancéreuse du genou, en levée le 15 juillet 1845.

(Grossissement de 500 fois.)

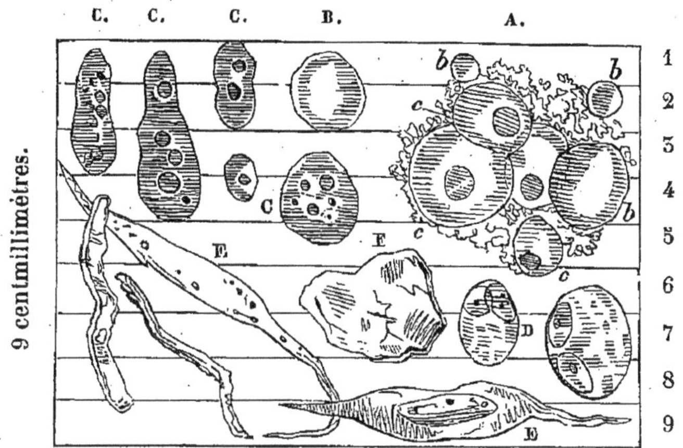

Tissu fragile composé comme d'un mélange de flocons blanchâtres et gris, avec quelques points sanguinolents.

Tous les éléments microscopiques sont d'une pâleur excessive, et exigent, pour être vus, de grandes précautions dans le mode d'éclairage. Ces éléments sont des cellules simples ou modifiées, plongées, par masses en général très-serrées, dans un blastème granuleux, A.

Les *cellules* s'offrent sous des aspects variés. Les unes, A*b*, *b*, B, arrondies, pâles, homogènes, de dimensions diverses, paraissent être de formation récente ; elles manquent encore de noyau et abondent surtout dans les parties grises du tissu morbide. D'autres cellules, A*cc* et C, plus nombreuses, de formes et de grandeur variables, sont, ou bien pourvues d'un noyau unique, ou bien parsemées de taches arrondies, opaques, qui paraissent faire office de noyaux multiples. La formation de ces noyaux précède probablement celle de nouvelles cellules dans les cellules primitives ; car, beaucoup, parmi ces dernières, D, présentent des traces non équivoques de cette génération endogène ; confirmée, du reste, par l'absence de noyaux libres et par la rareté des grains moléculaires. (Je renvoie, à cet égard, à l'examen d'un cancer du pylore, fait le 15 avril.)

Déjà, dans les points grisâtres de la tumeur, on voit beaucoup de cellules affecter la forme elliptique et finir par pousser, par leurs extrémités, des prolongements E qui annoncent la transformation en fibres. Mais, dans les parties blanches surtout, ces corps allongés, placés par masses dans la même direction, produisent un simulacre de texture fibreuse. Mais je n'ai pu apercevoir une seule fibre achevée. Au contraire, comme cela se remarque du reste dans la plupart des cancers, chose caractéristique peut-être, ces différents éléments, cellules et fibres nais·santes, paraissent être atteints d'atrophie, d'une espèce de momification qui fait ressembler les cellules à celles d'épithélium flétries, F, et les corpuscules candés à des tronçons de cylindres noués et desséchés, G. J'ai trouvé de nombreux amas de F et de G dans certains points de la substance blanche, et toujours ils paraissaient exclure les cellules vivantes A-D.

La surface libre de la tumeur est recouverte d'un enduit couenneux verdâtre, grisâtre, qui n'est qu'un détritus amorphe.

La réalité du cancer n'était pas, comme on le voit, contestable.

Le lambeau anaplastique, pris au voisinage de la perte de substance à réparer, et ramené sur elle par un simple mouvement de demi-rotation, se continuait par un de ses bords avec la plaie. Cette méthode, dans tous les cas où elle est applicable, est certainement la meilleure, car elle permet de conserver le pédicule qui ne fait pas saillie et finit par se lier d'une manière parfaite aux parties environnantes.

La réunion immédiate s'opéra très-incomplétement, malgré l'emploi continu des irrigations froides pendant dix jours, et la face interne et quelques millimètres de la face antérieure du lambeau parurent frappés de mortification. L'épaisseur de la couche graisseuse et la tension du bord antérieur de la peau en furent la cause.

Le seul moyen d'éviter cet accident eût été de tailler le lambeau à la cuisse, afin qu'il retombât et restât appliqué sur la plaie par son propre poids. Nous eussions agi ainsi en toute autre circonstance, mais nous pensâmes qu'en présence d'un cancer qui pouvait nous obliger plus tard à pratiquer l'amputation de la cuisse, il fallait conserver avec soin l'intégrité de ce membre.

Nous insisterons sur l'importance de ne soumettre les cicatrices récentes à aucun effort de distension. Au moment où le bord antérieur du lambeau parut adhérent, nous cessâmes l'application des bandelettes agglutinatives, et le lendemain la cicatrice était déchirée, et une ulcération assez profonde la remplaçait. Il est donc indispensable de soutenir longtemps le lambeau par une compression régulière, pour prévenir tout travail ulcératif du tissu inodulaire. Précaution indispensable après une ablation de cancer.

Nous avons mesuré le diamètre des plaies depuis la guérison. Voici les résultats de cet examen :

Diamètre vertical du lambeau	0,085.
Idem transversal.	0,076.
Idem oblique	0,08.
Idem de la cicatrice antérieurement	0,01.
Idem du pédicule	0,024.
Hauteur de la plaie de la jambe. . . .	0,11.
Largeur *Idem.*	0,04.

On demandera s'il n'y a plus à craindre de récidive. Nous avons déjà répondu à cette question .

La malade a été atteinte de cancer, elle y reste nécessairement prédisposée ; mais avec la précaution d'éviter les causes occasionnelles de cette affection, on peut espérer en prévenir toute manifestation ultérieure, et maintenir l'état de guérison qui est aujourd'hui parfait.